ÉTUDE THÉORIQUE ET PRATIQUE

SUR LA

RADIATION HYPOTHÉCAIRE

PAR

M. GENÉBRIER, NOTAIRE.

PRIX : 1 FR. 50.

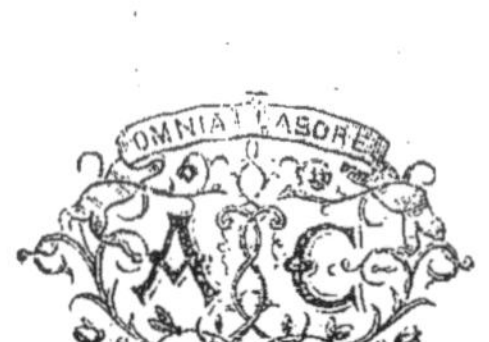

PARIS

AUX BUREAUX DE LA *GAZETTE DES CLERCS DE NOTAIRE,*

CHEZ A. CHÉRIÉ, ÉDITEUR, 13, RUE DE MÉDICIS.

1876

Voir à la fin l'extrait du Catalogue de la Librairie A. Chérié.

FABRIQUE SPECIALE DE COFFRES-FORTS TOUT EN FER

Incombustibles et Incrochetables, Brevetés S. G. D. G

RÉSISTANT AUX PLUS VIOLENTS INCENDIES ET A TOUTES TENTATIVES D'EFFRACTION

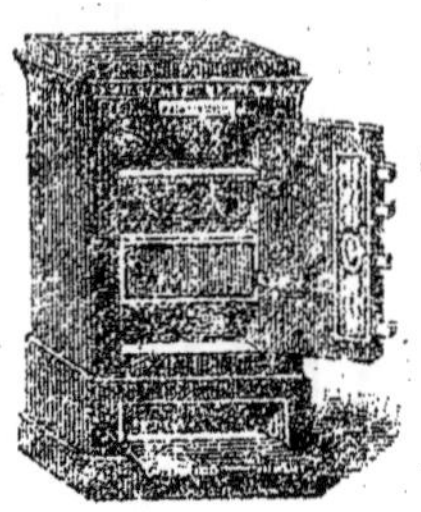

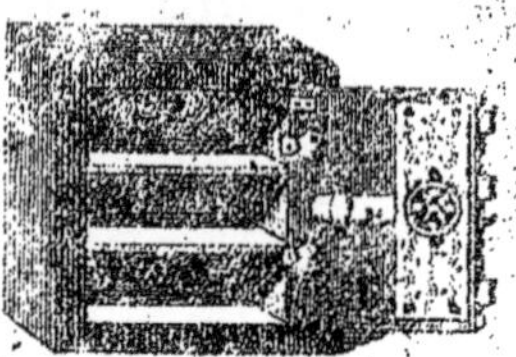

ALFRED CHÉRIÉ

Coffres-forts. — Coffres sur mesure pour placards. — Caisses à titres et à livres pour Études.

COFFRETS
Depuis 50 francs

Atelier de construction, 14, rue Château-Landon

MAISON DE VENTE : 13, RUE DE MÉDICIS, PARIS.

Coffres-forts depuis 130 fr.   *Sur demande on envoie des Tarifs dare...*

Nous avons l'honneur d'informer nos lecteurs que par suite de traités spéciaux passés avec M. Petit-Jean, l'une des premières maisons de Paris, nous sommes en mesure de leur fournir les Coffres-Forts de toute dimension qu'ils pourraient nous demander, et cela, soit avec les facilités de paiement usitées dans notre maison, soit avec un escompte de 5 o. 100 en cas de paiement comptant.

TARIF GÉNÉRAL

N°°	PRIX	PRIS A PARIS, EMBALLAGE COMPRIS	HAUTEUR totale.	ENTRE socle et corniche.	LARGEUR extér.	profond
0	130 f.	serrure à 2 pènes et 1/2 tour, 3 boutons. .	95 c.	45 c.	40 c.	31 c.
1	175	— 3 — — 4 —	105	50	50	31
2	195	— 3 — — 4 —	120	60	48	33
3	240	— 3 — — 4 — caisse isolée, tout en fer.	130	70		
4	300	serrure à 3 pènes 1/2 tour, 4 bout. Id. . .	140	80		
5	355	— 3 — 4 — id. . . (combinaison à double clef) . .	150	90		
5 bis	355	Id. — Caisse à livres avec compartiments.	—	—		
16	1050	6 serrures, 2 pènes, double porte en fer, combinaison à double clef. — Cases à registre, caisse isolée, 4 boutons . . .	235	170	105	70

A partir du n° 5, tous les coffres-forts possèdent une serrure double, condamnant la première par une seule entrée, c'est-à-dire qu'après avoir fermé avec la clef principale, on referme de nouveau avec une autre clef plus petite, il est alors impossible d'ouvrir avec la clef principale sans l'avoir fait préalablement avec la petite. Ce système a l'avantage de réunir deux serrures, c'est-à-dire deux sûretés en une seule, et de plus il trompe le voleur qui croit avoir affaire à la combinaison et s'embrouille ainsi lui-même.

Si l'on veut adjoindre cette combinaison aux Nos 1 à 4, ajouter 25 fr.

On peut retrancher sur la hauteur totale 5 cent. aux Nos 0 et 1, et 10 cent. aux Nos 2 à 5.

Emballage sans frais pour l'acquéreur, qui devra indiquer la gare la plus rapprochée de son domicile.

S'adresser à M. A. CHÉRIÉ, directeur de journaux.

13, rue de Médicis, PARIS.

ÉTUDE THÉORIQUE ET PRATIQUE

SUR LA

RADIATION HYPOTHÉCAIRE

PAR

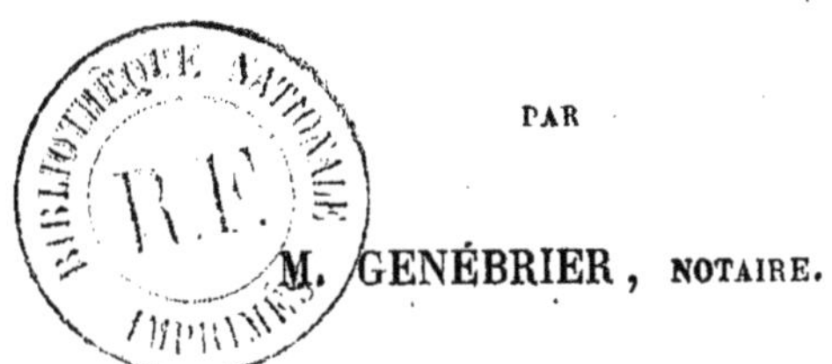

M. GENÉBRIER, NOTAIRE.

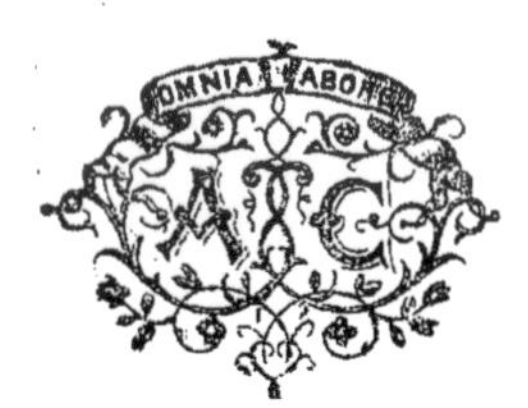

PARIS

AUX BUREAUX DE LA *GAZETTE DES CLERCS DE NOTAIRE*,

CHEZ **A. CHÉRIÉ**, ÉDITEUR, 13, RUE DE MÉDICIS.

—

1877

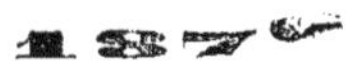

Orléans. — Imprimerie PAUL MASSON, place du Martroi et rue Sainte-Anne, 2.

ETUDE THÉORIQUE ET PRATIQUE

SUR LA

RADIATION HYPOTHÉCAIRE

MINEUR. — MAIN-LEVÉE PAR LE TUTEUR. — EXAMEN DES CAS DIVERS DANS LESQUELS IL PEUT LA DONNER. — JUSTIFICATIONS A PRÉSENTER AU CONSERVATEUR.

§ Ier. — *Examen des cas divers dans lesquels le tuteur peut donner main-levée.*

§ II. — *Justifications à présenter au conservateur pour opérer ces radiations.*

---

§ Ier. — EXAMEN DES CAS DIVERS DANS LESQUELS LE TUTEUR PEUT DONNER MAIN-LEVÉE.

SOMMAIRE.

1. — Considérations générales.
2. — Le mineur a-t-il qualité pour donner main-levée sans l'assistance de son tuteur; et lorsque ce dernier donne main-levée, le concours de son pupille à l'acte est-il nécessaire?
3. — *Quid,* si le mineur en donnant main-levée était assisté de son tuteur?
4. — Le tuteur a-t-il qualité pour donner main-levée?
5. — 1re HYPOTHÈSE. Recevoir la créance et donner main-levée.
6. — *Quid,* si le tuteur a déjà consenti une quittance et donné main-levée par un acte séparé?
7. — *Quid,* si un premier tuteur a consenti la quittance et si la main-levée n'est donnée que par le second tuteur?
8. — 2e HYPOTHÈSE. Donner main-levée sans recevoir la créance.
9. — *Quid,* si le tuteur consentait seulement à transférer l'hypothèque?
10. — 3e HYPOTHÈSE. Donner main-levée, quand la créance a été reçue par les auteurs du mineur.
11. — Des causes d'extinction de la créance, autres que le paiement.
12. — Extinction de la créance par remise de la dette.
13. — Extinction de la créance par voie de novation.
14. — Extinction de la créance par voie de compensation.
15. — Extinction de la créance par voie de confusion.
16. — *Quid,* s'il y a eu acceptation de la succession sous bénéfice d'inventaire?
17. — Extinction de la créance par prescription.

1. — *Considérations générales.*

Avant d'aborder les diverses questions de *pratique notariale,* qui font l'objet spécial de cette ÉTUDE, nous devons rappeler certains principes juridiques dont nous aurons à faire l'application.

A. La radiation *volontaire,* c'est-à-dire la radiation qui est consentie par le créancier titulaire de l'inscription, est soumise pour sa validité à trois conditions essentielles et principales, que réglementent les articles 2157 et 2158 combinés du Code civ. :

1º L'acte de main-levée doit être fait en la forme authentique ;

2º Il doit émaner d'une personne ayant capacité pour donner un consentement valable ;

3º Enfin le débiteur est tenu de déposer entre les mains du conservateur l'expédition authentique de l'acte de main-levée et des autres actes ou pièces pouvant établir la capacité civile du créancier ou de celui qui le représente.

B. La *capacité à l'effet de consentir la main-levée* ou la radiation d'une hypothèque se détermine par des *principes différents,* selon que la main-levée est la conséquence du paiement même de la créance, ou qu'elle a été donnée sans paiement préalable de cette créance.

1º Le principe qui régit LA PREMIÈRE HYPOTHÈSE *(main-levée après paiement)* est que toute personne capable de recevoir le paiement de la créance garantie par une inscription hypothécaire et d'en donner valablement quittance, jouit, par cela même, de la capacité nécessaire pour consentir, à la suite du paiement, la main-levée de cette inscription.

En effet, par application de l'axiome de droit : *sequitur accessorium principale,* l'hypothèque étant l'*accessoire* de la créance dont elle garantit le remboursement, doit subir toutes les modifications dont cette créance est susceptible : Ainsi la créance est-elle éteinte par la voie du paiement, l'hypothèque doit également être éteinte, parce qu'elle n'a plus de raison d'exister.

Nous arrivons donc à formuler la proposition suivante, qui est la conséquence rationnelle du principe que nous avons énoncé, et qui est unanimement admise par la doctrine et la juriprudence.

« Les personnes qui, à un titre quelconque, sont investies de l'administration du patrimoine d'autrui, et qui, en cette qualité, sont autorisées à toucher les créances soumises à leur administration, peuvent, en recevant le paiement de ces créances, consentir la radiation des inscriptions qui y sont relatives. »

2° Dans **LA SECONDE HYPOTHÈSE** (*main-levée sans paiement préalable de la créance*), la capacité de consentir la main-levée de l'hypothèque est identiquement, dans sa nature et ses effets, celle qu'il faut posséder pour disposer de la créance même et l'aliéner.

En effet, renoncer à l'hypothèque, c'est-à-dire aliéner ce qui peut assurer le recouvrement de la créance, c'est aliéner la créance même.

Tel est le principe qui régit cette seconde hypothèse, et qui est admis par la jurisprudence et la presque généralité des auteurs, ainsi que nous l'établirons *infrà*, n° 8.

2. — *Le mineur a-t-il qualité pour donner main-levée sans l'assistance de son tuteur, et lorsque ce dernier donne main-levée, le concours de son pupille à l'acte est-il nécessaire ?*

La loi française, à la différence de la loi romaine, n'exige pas, en général du moins, la présence du mineur et son concours aux opérations qui l'intéressent ; il n'a aucune initiative, aucune action personnelle, et se trouve, par conséquent, frappé d'une incapacité absolue. L'exercice de ses droits civils est confié au tuteur, qui est exclusivement chargé, soit seul, soit avec l'assistance de ses parents ou de la justice, de faire pour lui les actes nécessaires à la gestion de ses biens.

Il suit de là :

1° Que la loi n'accordant au mineur aucun pouvoir, soit d'aliénation, soit même de simple administration, n'a certainement pas qualité pour donner main-levée, soit *directement* par une renonciation expresse à l'hypothèque, soit *indirectement* et par voie de conséquence, en recevant le paiement de sa créance ;

2° Que l'intervention du mineur dans l'acte de main-levée consenti par le tuteur, pour y donner son assentiment, ne donne aucun résultat et ne présente aucune utilité, puisque la loi confère à ce dernier l'exercice complet et exclusif de ses droits civils.

3. — QUID, *si le mineur en donnant main-levée était assisté de son tuteur.*

Dans son excellent traité *des Radiations hypothécaires*, que nous aurons souvent l'occasion de citer, M. Boulanger donne à cette question la judicieuse solution qui suit :

« Que si le tuteur venait y joindre son autorisation, dit l'honorable jurisconsulte, n° 209, la question changerait de face. En admettant, en effet, que le consentement du mineur soit impuissant à produire l'extinction de l'hypothèque, et doive être considéré comme s'il n'existait pas, il reste toujours celui du tuteur, et il faut l'apprécier isolément, afin de savoir s'il suffirait à la radiation. Cela étant, on conçoit fort bien qu'on ne peut pas le déclarer nul, parce qu'il est juxtaposé à une formalité inutile. »

4. — *Le tuteur a-t-il qualité pour donner main-levée ?*

Le tuteur peut se trouver dans trois hypothèses différentes :
1° *Recevoir la créance et donner main-levée.*
2° *Donner main-levée sans avoir reçu la créance ;*
3° *Donner main-levée quand la créance a été reçue par les auteurs du mineur.*

5. — 1ʳᵉ HYPOTHÈSE. *Recevoir la créance et donner main-levée.*

Toute la jurisprudence et toute la doctrine sont unanimes à décider que le tuteur, étant l'*administrateur légal* des biens du mineur, a qualité pour recevoir tous les capitaux de ce dernier, en donner quittance et, *par voie de conséquence*, consentir main-levée de l'inscription prise pour la garantie de la créance.

Le mineur avait en effet contre son débiteur deux actions : l'*action personnelle* et l'*action hypothécaire*, et la libération de ce dernier ne pouvait être complète que par l'extinction de ces deux actions. Du reste, il serait contraire à la raison et aux principes généraux du droit de conserver une inscription dont la cause ne subsiste plus.

En outre, le pouvoir d'administration déféré au tuteur par l'art. 450 du C. civ. est complet, absolu, ainsi que l'explique fort bien Pothier dans son traité *Des personnes*, 1ʳᵉ part., tit. 6, sect. 4, § 2 :

« Le pouvoir du tuteur sur les biens du mineur, dit l'illustre juriscon-
» sulte, est tel, que tout ce qu'il fait par rapport à l'administration, a la
» même efficacité que si tous ces biens lui appartenaient. De là cette
» maxime : *Tutor domini loco habetur.* De là il suit que les débiteurs
» paient valablement au tuteur, et que la quittance qu'il leur donne opère
» une parfaite libération, qu'il soit ou non solvable. »

Lettre du grand juge ministre de la justice , des 29 frimaire et 14 nivôse
an III; Inst. de la Régie, n° 263.
Dict. du Not., v° Main-levée, n° 36 ; Rolland de Villargues , Eod. v°, n° 25 ;
Formul. Ed. Clerc, v° Main-levée, n° 4.
Boulanger, n° 210 ; Pont, n° 1078 ; Démolombe, t. VII, n° 666 ; Aubry et Rau,
§ 281, note 5 ; Persil, art. 2157, n° 5 ; Grenier, n° 521 ; Troplong, n° 736 *bis* ;
Baudot, n° 867 ; Dalloz, n° 2680.

6. — QUID, *si le tuteur a déjà consenti une quittance et donne main-levée par un acte séparé?*

Nous venons de reconnaître que la quittance et la main-levée formulées
dans *le même acte* sont valables. Évidemment, il n'y a aucune raison de
ne pas accorder la même efficacité à une opération identique constatée
dans *deux actes séparés*, pourvu que l'un et l'autre soient, en conformité
des articles 2157 et 2158 du C. civ., rédigés en forme authentique et que
l'expédition de chacun d'eux soit déposée entre les mains du Conservateur.

Aubry et Rau, § 281, texte et note 5.

7. — QUID, *si un premier tuteur a consenti la quittance et si la main-levée n'est donnée que par le second tuteur?*

Le premier tuteur ou ses héritiers ont rendu au second tuteur le
compte de la gestion tutélaire du pupille et lui ont donc versé le montant de la créance de ce dernier ; le second tuteur, à son tour, doit présenter ce même compte au mineur et réunit par conséquent sur sa tête,
non-seulement la responsabilité des deux gestions, mais encore tous les
pouvoirs qu'elles comprenaient.

Il faut donc en conclure que le second tuteur succédant à toutes les
prérogatives du premier, a, comme celui-ci, capacité pour donner main-
levée par acte séparé, ainsi que nous l'avons expliqué au numéro précédent.

8. — **2**ᵉ Hᴘᴏᴛʜᴇ̀sᴇ. *Donner main-levée sans recevoir la créance.*

1ᵉʳ Sʏsᴛᴇ̀ᴍᴇ. — *Le tuteur peut, lors même qu'il ne recevrait pas la créance, donner main-levée de l'inscription qu'elle garantissait.*

Tarrible, rép. vᵒ *Radiation*, nᵒ 2 ; Mourlon, t. III, nᵒ 1896.

« Le tuteur, dit Tarrible, *loc. cit.*, peut donner main-levée, lors même
» qu'il ne recevrait pas le montant de la dette, et qu'ainsi l'affranchissement
» de l'hypothèque accordée par lui représenterait une espèce de remise,
» sinon de la dette, du moins des sûretés qui la garantissaient. *Qui peut*
» *le plus peut le moins :* Le tuteur peut recevoir les sommes mobilières
» dues au mineur et les dissiper, la libération n'en est pas moins acquise
» au débiteur ; la responsabilité du tuteur reste seule engagée (Cod. civ.
» 450). Si la radiation ou la remise de l'hypothèque vient à compromettre
» le recouvrement de la dette, il en demeurera pareillement responsable ;
» mais la radiation de l'hypothèque n'en opérera pas moins son effet. »

2ᵉ Sʏsᴛᴇ̀ᴍᴇ. — *Le tuteur ne peut donner main-levée de l'inscription qu'en recevant la créance qu'elle garantit.*

Cass., 22 juin 1818 et 18 juillet 1843 ; — Turin, 19 janvier 1811 ; Metz, 18 juin
1824 ; Bourges, 8 fév. 1832.
Décis. min. just. et fin., 29 frimaire et 14 nivôse au XIII, 16 juillet 1819 ; inst.
rég., 9 thermidor an XII, nᵒ 233, et 3 pluviôse an XIII, nᵒ 265.
Dict. du Not., vᵒ *main-levée*, nᵒ 36 ; Rolland de Villargues, Eod. vᵒ, nᵒ 18 ;
Formul. Ed. Clerc, Eod. vᵒ, nᵒ 3.
Boulanger, nᵒ 211 ; Demolombe, t. VII, nᵒ 666 ; Aubry et Rau, § 281, note 11 ;
Massé et Vergé, t. I, p. 436, note 13 ; Pont, nᵒ 1078 ; Baudot, nᵒ 868 ; Battur.,
t. IV. p. 688 ; Delvincourt, p. 251, note 4 ; Persil, art. 2157, nᵒ 5 ; Grenier,
nᵒ 521., etc.

« L'administration du tuteur, dit Grenier, *loc. cit.*, est toute de pro-
» tection et dans l'intérêt du mineur. Son mandat ne saurait aller jusqu'à
» disposer, faire remise, gratifier, parce qu'il n'est pas le maître : il n'est
» qu'administrateur. Sans doute, il peut dissiper les capitaux dont il reçoit
» le remboursement, mais ce fait de dissipation est contraire au désir de
» la loi, qui l'en punit en l'assujettissant à une sévère responsabilité ; et
» certes on ne peut argumenter de ce fait désavoué par la loi, pour en in-
» duire qu'en droit le tuteur peut à son gré compromettre les créances
» dues à son pupille. Ce n'est pas avec plus de fondement qu'on invoque
» la règle *qui peut le plus peut le moins ;* le tuteur ne nuit pas au mineur
» quand il consent à la radiation en conséquence d'un paiement ; mais il

» lui nuit lorsque, sans la circonstance de paiement suivi d'une quittance,
» il consent à la radiation. »

Ce système nous paraît sans contredit le plus rationnel et le plus juridique, parce que, d'une part, la *dissipation* des biens du mineur par le tuteur n'est qu'un *abus*, d'où l'on ne peut évidemment induire ni une règle, ni un droit ; et que, d'autre part, la renonciation à l'hypothèque constituerait la remise d'un droit acquis, qui excède certainement les pouvoirs d'un simple administrateur.

D'ailleurs ne paraît-il pas contraire à toutes les notions du droit, de la raison et de l'équité d'admettre que le tuteur peut, sans encourir aucune responsabilité, enlever à une créance du mineur la garantie hypothécaire qui en assure le recouvrement, de bonne et sûre qu'elle était, la rendre mauvaise et irrécouvrable, et enfin consommer *légalement* la ruine de ce même pupille, dont il était chargé par le législateur de défendre les intérêts.

9. — QUID, *si le tuteur consentait seulement à transférer l'hypothèque ?*

D'après *une première opinion,* cette translation d'hypothèque serait permise quand il s'agirait d'opérer un placement plus sûr ou présentant au mineur plus d'avantages ; dans ce cas, cette permutation ne serait qu'un acte de bon père de famille et n'excéderait pas les bornes de l'administration confiée au tuteur.

Boileux, sur l'art. 2157 ; Flandin, *traité des hypothèques* inédit, cité dans Dalloz, vᵒ *hyp.* nᵒ 2683.

« Le tuteur, dit M. Flandin, aurait incontestablement le droit de
» déplacer les fonds garantis par l'hypothèque pour en faire un placement
» plus sûr ou plus avantageux à son pupille ; où est, dès lors, la nécessité
» d'exiger l'intervention du conseil de famille pour un simple déplace-
» ment d'hypothèque, moins compromettant encore, pour les intérêts
» de ce dernier, que le déplacement de la créance ? »

D'après *une seconde opinion,* à laquelle nous nous rangeons avec la jurisprudence et la majorité de la doctrine, un tuteur ne peut pas, de sa propre autorité, transférer d'un immeuble sur un autre l'inscription prise contre un tiers au profit de son pupille. Cette translation excède évidemment les bornes de l'administration qui lui est confiée et doit être considérée comme une véritable aliénation ; elle ne peut donc avoir lieu qu'en vertu d'une autorisation du conseil de famille homologuée par le Tribunal.

Metz, 18 juin 1824.
Dict. du Not., v° *main-levée*, n° 39 ; Rolland de Villargues, *Eod.* V° n° 19.
Boulanger, n° 222 ; Dalloz, v° *hyp.*, n° 2683 ; Pont, n° 1078 ; Grenier, n° 521 ;
Décis. min. just., 14 niv. an XIII.

Attendu, porte l'arrêt précité de la Cour de Metz, qu'il est de principe consacré par les articles combinés 457 et 2157 du Code civil que le tuteur ne peut aliéner ou hypothéquer les biens immeubles du mineur sans y être autorisé par un conseil de famille ;

Attendu qu'une hypothèque consentie sur un immeuble déterminé en faveur d'un mineur est un droit réel et immobilier, dont le tuteur ne peut disposer qu'autant que le débiteur en serait libéré ou que le conseil de famille, pour des causes de nécessité absolue ou d'avantage évident pour le mineur, lui aurait accordé cette autorisation ;

Attendu que l'appelant, en sa qualité de tuteur des mineurs Billote, n'a pu, de sa propre autorité, transférer l'inscription d'hypothèque par lui prise le 17 novembre 1823 au bureau du conservateur des hypothèques de l'arrondissement de Briey, sur un domaine situé à Valleroy, appartenant aux époux Louis, rentiers, demeurant à Metz, et par eux consentie en faveur desdits mineurs Billote, par acte reçu Lapointe, notaire en ladite ville, le 13 novembre 1823, sur deux maisons situées à Metz, la première rue Chambière, n° 1, appartenant aux époux Louis, et la seconde, rue du Palais, n° 10, appartenant pour une moitié et un sixième à Claude Sigisbert et Auguste Lomoré, père et fils, imprimeurs et fabricants de papiers peints, demeurant en ladite ville, sans y avoir été spécialement autorisé par le conseil de famille desdits mineurs ;

Attendu que cette permutation d'hypothèque excède les bornes de l'administration confiée au tuteur, et qu'il ne lui est pas plus permis d'échanger une hypothèque acquise et consentie en faveur de ses mineurs, qu'il ne lui serait permis d'échanger un immeuble appartenant à ces derniers sans avoir obtenu préalablement l'autorisation du conseil de famille ;

Attendu que l'appelant, en sa qualité de tuteur des mineurs Billote, a demandé et obtenu cette autorisation le 27 février dernier, mais sous les conditions expresses énoncées dans la délibération du conseil de famille, de laquelle il résulte que cette mutation d'hypothèque peut être avantageuse aux débiteurs, sans néanmoins apporter la plus légère atteinte aux droits et aux intérêts des mineurs Billote ; qu'il y a lieu, par conséquent, d'homologuer la délibération du conseil de famille, qui accorde au tuteur cette autorisation, et d'accueillir la demande formée par celui-ci tendant à obtenir cette homologation, qui, mal à propos a été rejetée par les premier juges ;

Par ces motifs, etc.

Du reste, les arguments que nous avons développés *suprà*, n° 8, pour démontrer que *le tuteur n'a pas qualité pour donner main-levée d'une inscription sans recevoir la créance qu'elle garantit*, peuvent par analogie être appliqués *au transfert de l'hypothèque*, qui, dans la plupart des cas, peut léser parfois très-gravement les intérêts du mineur.

10. — 3ᵉ Hypothèse. *Donner main-levée, quand la créance a été reçue par les auteurs du mineur.*

Cette hypothèse d'une *quittance antérieure* peut donner lieu à *trois situations différentes*, que nous allons successivement examiner :

1° *Quittance antérieure donnée* SOUS-SEING PRIVÉ *par les auteurs du mineur*,

2° Quittance antérieure donnée EN LA FORME AUTHENTIQUE *par les auteurs du mineur*,

3° *Déclaration par le tuteur que les auteurs du mineur ont reçu la créance.*

A. — *Quittance antérieure donnée* SOUS-SEING PRIVÉ *par les auteurs du mineur.*

Raisonnons sur une espèce :

Primus, père de *Secundus*, mineur, a souscrit une quittance sous signature privée à *Tertius* de l'obligation que ce dernier lui devait ; il meurt, et *Quartus*, tuteur datif de son enfant, sur la réquisition du débiteur, lui donne main-levée de l'inscription qui grève ses biens et le gêne dans ses transactions :

Le conservateur peut-il opérer la radiation de cette inscription ?

L'affirmative est enseignée en ces termes par les rédacteurs du *Journal du Notariat*, nᵒ du 7 février 1857 :

« Un conservateur refuse de radier des inscriptions dont la main-levée
» a été consentie par une tutrice, mais dans des conditions particulières.
» Voici ce que porte l'acte de main-levée : Mᵐᵉ veuve C....., agissant tant en
» son nom personnel, comme usufruitière de la moitié des biens délaissés
» par son mari, aux termes de la donation mutuelle contenue dans leur
» contrat de mariage, qu'en qualité de tutrice légale de..... et de....., ses
» deux enfants mineurs nés de son mariage avec ledit M. C....., et seuls
» et uniques héritiers de ce dernier, quant à la nue-propriété des biens
» qu'il a délaissés, déclare qu'il est à sa parfaite connaissance et qu'il
» résulte d'ailleurs des livres de commerce tenus par son mari, que ce
» dernier a été payé, savoir : le..... 1850, d'une somme de....., montant
» des condamnations prononcées à son profit contre : 1° Gilles B....., com-
» merçant ; 2° Guillaume L....., commerçant ; et 3° Etienne S....., char-

» ron, par jugement du Tribunal civil de....., jugeant en commerce,
» le..... 1848; le..... 1849, de la somme de....., montant des condam-
» nations prononcées au profit dudit M. C..... contre ledit Etienne
» S....., sus-nommé, et Pierre M....., négociant, par jugement du même
» Tribunal du.....; et antérieurement au..... 1852, de la somme de.....,
» montant aussi des condamnations prononcées au profit de M. C.....,
» contre lesdits Etienne S..... et Guillaume L..... et contre Désiré G.....,
» par jugement du susdit Tribunal du..... 1848; en conséquence,
» Mme veuve C....., en sesdites qualités et agissant en outre du con-
» sentement de Guillaume L....., ci-dessus nommé et qualifié, ici pré-
» sent, déclare donner main-levée pure et simple et consentir la radia-
» tion définitive et sans réserve des inscriptions prises au profit de
» M. C....., son défunt mari, en vertu des jugements précités, l'une
» le....., vol....., n°.....; mais en tant seulement que lesdites inscrip-
» tions grèvent les immeubles d'Etienne S....., déjà nommé et qualifié.
» Il est bon d'observer que plusieurs fois déjà Mme C..... a consenti
» main-levée de diverses inscriptions prises au profit de son mari, et le
» précédent conservateur n'a jamais fait difficulté de radier ces inscrip-
» tions, bien que les main-levées fussent stipulées de la même manière
» que celles dont l'extrait précède; c'est-à-dire que Mme C..... reconnais-
» sait que, d'après les livres de commerce de son mari, ce dernier avait
» été désintéressé des sommes pour sûreté desquelles avaient été prises les
» inscriptions dont Mme C..... consentait la radiation. Le conservateur
» actuel s'est refusé de radier les inscriptions mentionnées ci-dessus,
» et voici sa réponse : « Vu l'expédition de l'acte passé devant Me B.....,
» le Conservateur refuse d'opérer la radiation des inscriptions prises au
» profit de M. C....., aujourd'hui décédé, par le motif que le consente-
» ment donné par sa veuve résultant, non d'un paiement, mais bien
» d'une présomption de libération, il y avait lieu de la part de Mme veuve
» C....., de se faire autoriser par une délibération de conseil de famille
» homologuée par le Tribunal. » Le conservateur est-il fondé dans son
» refus? Ne commet-il pas une erreur en ne voyant qu'une présomption
» de libération dans les termes de l'acte de main-levée?

» Le refus du conservateur d'opérer la radiation, dans l'espèce, ne
» paraît pas fondé; il ne s'agit pas, comme il paraît le croire, d'une
» simple présomption de paiement de la créance garantie par l'inscrip-
» tion; la preuve de la libération est complète et parfaite; la tutrice dé-
» clare, en effet, qu'il est à sa parfaite connaissance et qu'il résulte des
» livres de son mari décédé, que celui-ci a été payé de la créance. Il y a
» quittance et libération, résultant d'un paiement antérieur; sans doute,

» le tuteur ne peut donner main-levée qu'au moyen du paiement de la
» créance qui fait l'objet de l'inscription, car autrement, il y aurait de sa
» part aliénation d'un droit de ses pupilles, aliénation qu'il n'a point
» capacité pour consentir; mais il ne lui est pas défendu de déclarer et
» de reconnaître que la créance a été payée avant la quittance qu'il en a
» passée. La main-levée de l'inscription est justifiée par la quittance ré-
» sultant du paiement, soit actuel, soit antérieur. La responsabilité du
» conservateur est parfaitement à couvert, du moment que la main-levée
» de l'inscription contient en même temps la quittance de la créance. »

Mais pour la *négative,* nous répondrons :

La main-levée ne peut être valablement donnée par le tuteur qu'autant qu'elle serait la conséquence de la libération du débiteur, c'est-à-dire que la libération du débiteur est le *fait principal* et la main-levée le *fait subsidiaire.* Or, ces deux faits doivent, aux termes de l'article 2157 du Code civil, être constatés par acte authentique, pour que le conservateur puisse opérer valablement la radiation, et de plus, il faut qu'une expédition de l'acte constatant ces deux faits soit remise à ce fonctionnaire. Ce qui, dans l'espèce, ne peut avoir lieu, parce que la libération ne résulte que d'un acte sous signature privée, sujet à une vérification d'écriture et n'offrant pas les garanties de véracité de l'acte notarié, et qu'en outre un débiteur soigneux de ses intérêts ne peut abandonner à des mains étrangères le seul document qui établisse l'extinction de sa dette.

B. — *Quittance antérieure donnée* EN LA FORME AUTHENTIQUE *par les auteurs du mineur.*

Posons une espèce :

Primus, père de *Secundus,* a reçu de *Tertius*, suivant quittance notariée, le remboursement d'un prêt hypothécaire. Par oubli ou négligence, cette quittance ne contient pas main-levée de l'inscription.

Primus vient à mourir, et son fils *Secundus* étant mineur, est placé sous la tutelle dative de *Quartus.*

Le débiteur *Tertius,* voulant régulariser sa situation hypothécaire, demande la main-levée de cette inscription.

Le conservateur peut-il opérer cette radiation?

Pour *l'affirmative,* l'on peut dire :

La créance ayant été quittancée par les auteurs du mineur n'a plus d'existence, et le tuteur, en donnant main-levée, n'a que constaté un fait préexistant, l'extinction légale de l'hypothèque.

Augan, t. I, p. 219.

« En recevant, dit cet estimable auteur, ou, même, quand la créance a
» été reçue, soit par un précédent tuteur, soit par la personne de laquelle
» le mineur tient ses droits, le tuteur peut donner main-levée et con-
» sentement à radiation des inscriptions formées pour la garantie de la
» créance. Cette main-levée doit nécessairement avoir pour *motif* le
» paiement. »

Mais, après mûres réflexions, nous avons incliné vers *la négative,* en
argumentant ainsi :

Pour le tuteur qui reçoit lui-même la créance et donne ensuite main-
levée de l'inscription, il y a dans cette opération un fait principal, *per-
ception d'une créance,* qui rentre essentiellement dans les attributions
d'un administrateur, et qui, par voie de conséquence, entraîne la radiation de l'inscription.

Mais, dans l'espèce qui nous occupe, — le *fait principal* de libération émanant directement des auteurs du mineur est *étranger au tuteur ;*
donc, logiquement, rationnellement, la main-levée, du moins à l'égard
du tuteur, est une *opération distincte,* principale, qui doit être considérée
isolément et dans *sa nature intrinsèque ;* or, étudiée à ce point de vue, et
abstraction faite de la libération qui la précède, la main-levée ne peut
évidemment être classée dans les actes d'administration.

C. — *Déclaration par le tuteur que les auteurs du mineur ont reçu la
créance.*

Cette déclaration du tuteur excède évidemment les attributions d'administrateur que lui confère la loi; elle ne lie nullement le mineur, qui,
parvenu à sa majorité, peut en contester la véracité et demander au débiteur une preuve juridique de sa libération.

Si cette déclaration ne peut avoir aucun effet légal, logiquement il en
est de même pour la main-levée qui en serait la conséquence.

11. — *Des causes d'extinction de la créance autres que le paiement.*

La créance du mineur peut s'éteindre non-seulement par la numération de la somme due, mais encore par l'un des moyens qu'indique l'article 1234 du Code civ. ainsi conçu :

« Les obligations s'éteignent :

Par le paiement,
Par la novation,
Par la remise,

Par la compensation,

Par la confusion,

Par la perte de la chose,

Par la nullité ou la rescision,

Par l'effet de la condition résolutoire qui a été expliquée au cha-
pitre précédent,

Et par la prescription qui sera l'objet d'un texte particulier. »

Nous avons étudié les diverses hypothèses d'extinction de la créance par voie de *paiement;* nous allons examiner maintenant si le tuteur a aussi qualité pour donner main-levée en éteignant la créance par *la remise, la novation, la compensation,* etc.

Mais, avant de passer à l'examen particulier de chacune de ces causes d'extinction, nous poserons comme une vérité juridique admise par tous les jurisconsultes, le principe formulé dans la proposition suivante et applicable à toutes ces hypothèses :

« Si la loi confère au tuteur le droit d'éteindre la créance par la remise, la novation, la compensation, etc., l'exercice de *ce droit principal* entraîne nécessairement l'exercice *du droit subsidiaire* de donner main-levée. »

12. — *Extinction de la créance par remise de la dette.*

Le tuteur peut-il faire la remise de la créance de son pupille ?

La *négative* est enseignée avec raison par toute la doctrine. Le tuteur, en effet, a pour mission de conserver, de faire fructifier et d'augmenter, s'il est possible, le patrimoine du mineur; la remise d'une créance pupillaire serait donc essentiellement contraire à l'institution même de la tutelle et au but qu'elle est destinée à réaliser.

Du reste, le législateur romain s'était prononcé en termes formels à cet égard :

Tutoribus concessum est à debitoribus pupilli pecuniam exigere, et ipso jure exigere, ut ipso jure liberentur; non etiam donare, vel etiam diminuendi causâ cum iis transigere; et ideo eum, qui minus tutori solvit, a pupillo in reliquum conveniri posse. (L. 46, § 7, ff. de admin. et peric. tut.)

Demolombe, n° 665; Massé et Vergé, § 221, note 48; Aubry et Rau, § 113, note 45.

Nous concluons donc que le tuteur ne peut ni faire remise de la créance de son pupille, ni donner main-levée de l'inscription pour cette cause.

13. — *Extinction de la créance par voie de novation.*

Le tuteur peut-il éteindre la créance de son pupille par voie de novation ?

D'après *une première opinion*, le tuteur a qualité pour éteindre la créance de son pupille par voie de novation, attendu que pouvant, d'une part, recevoir, et, d'autre part, faire emploi de ce qu'il reçoit, il peut, par cela même, en donnant quittance à un ancien débiteur, en accepter un nouveau, ou même recevoir d'un ancien débiteur, qu'il libère, une nouvelle obligation, au lieu et place de l'ancienne.

Demolombe, n° 668; Larombière, sur l'art. 1272, n° 4; Dalloz, v° *obligations*, n° 2383; Duranton, t. XII, n° 279.

D'après *une seconde opinion*, qui est diamétralement opposée à la première, un tuteur ne peut changer ni restreindre par la novation, les droits, privilèges et hypothèques attachés à la créance de son pupille.

Magnin, de la Minorité, n° 265; De Fréminville, t. I, n° 264.

Enfin quelques auteurs, appréciant à un point de vue général la capacité nécessaire pour stipuler une novation de créance, s'expriment en ces termes :

« Il faut, pour pouvoir consentir une novation, être capable de con-
» tracter et de renoncer ; en d'autres termes, puisque la novation est la
» substitution d'une dette à une autre, il faut, pour la rendre valable,
» que le créancier ait la capacité de remettre l'obligation que la novation
» doit détruire, et que le débiteur, de son côté, soit habile à contracter
» la nouvelle obligation qu'on y substitue, ou du moins que le créancier
» et le débiteur aient un caractère qui les autorise à faire les changements
» par lesquels la nouvelle obligation diffère de la première. »

Merlin, v° *Novation*, § 4; Massé, t. V, n° 282; Marcadé, sur l'art. 1272; Massé et Vergé, § 566, note 6; Aubry et Rau, § 324, note 13.

Marcadé s'exprime, *loc. cit.*, en termes fort explicites, que nous croyons devoir reproduire :

« Toute novation, dit l'illustre jurisconsulte, contient, de la part du
» créancier, l'abandon de sa créance, et, de la part de l'autre partie, la
» substitution à l'obligation nouvelle qui doit remplacer l'ancienne. Il
» faut donc, pour que le contrat de novation se forme régulièrement, que
» les deux parties soient capables, non pas précisément de former toute
» espèce de contrat, mais du moins, l'une, d'aliéner la créance qu'il s'agit

» d'éteindre, et l'autre, de consentir l'obligation que l'on veut substituer
» à la première. »

Pour nous, voici comment nous croyons devoir apprécier la question :

La novation n'est pas une remise, c'est-à-dire un abandon gratuit de la
créance, mais plutôt la substitution d'une créance à une autre, une aliénation par voie d'échange ou de dation en paiement.

Or, si vous admettez avec la majorité de la doctrine et la jurisprudence
de quelques Cours d'appel, que le tuteur a le droit d'aliéner les créances
échues ou non échues de son pupille, vous serez forcément et logiquement amené à décider que le tuteur a qualité pour consentir une novation.

Mais si, vous appuyant sur la minorité de la doctrine et la jurisprudence
de la Cour suprême (Civ. Cass., 12 décembre 1855), vous refusez ce pouvoir au tuteur, par cela même vous enlevez à ce dernier le droit de consentir valablement une novation.

Nous ne pouvons traiter cette importante question d'une manière subsidiaire, mais nous avons toujours incliné à penser que le pouvoir exorbitant pour un tuteur d'aliéner les créances de son pupille n'existait ni dans
le texte, ni dans l'esprit de la loi. Conséquemment, nous enseignerions,
avec MM. Magnin et de Fréminville, que le tuteur ne peut pas détruire
et même diminuer, par la novation, les sûretés hypothécaires du mineur.

Nous sommes encore plus affermi dans notre opinion, si nous considérons les graves inconvénients auxquels nous conduit la doctrine contraire.

En effet, si le tuteur peut *nover* à son gré, il aura la facilité de convertir une créance hypothécaire en une simple valeur chirographaire, de
substituer un simple billet à une obligation.

Mais, nous dira-t-on, le tuteur a bien le droit de recevoir la créance de
son pupille et de la dissiper.

Cela est vrai ; mais, dans ce cas, la loi accorde à ce dernier une hypothèque légale sur les biens de son tuteur pour assurer le recouvrement de
sa créance, tandis que si la créance qui, avec ses garanties hypothécaires,
était excellente, est devenue mauvaise par la novation, le mineur est
obligé de la recevoir dans l'état où elle lui a été laissée, et il ne peut
exercer à ce sujet aucun recours contre son tuteur.

Il suffit d'énoncer un pareil résultat pour faire repousser la doctrine qui
voudrait le faire consacrer.

14. — *Extinction de la créanee par voie de compensation.*

Nous pensons qu'un tuteur a qualité pour donner main-levée à la suite
et comme conséquence d'une compensation de deux créances.

En effet, la compensation est, pour ainsi dire, une double opération, dont l'une consiste à payer une créance et l'autre à recevoir une autre créance. Or, ces deux pouvoirs de payer et de recevoir ayant été conférés par la loi au tuteur, nous pensons que ce dernier a agi dans les limites du mandat qu'elle lui confère.

Si, par un acte, le tuteur recevait la créance due à son pupille, et si, par un autre acte, il payait la dette de ce dernier, il est incontestable que les deux opérations seraient très-légalement traitées et ne pourraient être contestées par le mineur ; pourquoi, faites dans un seul et même acte, ces duex opérations seraient-elles entachées de nullité ? Il est bien évident qu'une solution différente pour ces deux cas ne pourrait pas juridiquement s'expliquer.

En outre, nous pensons qu'*en fait* ce pouvoir accordé au tuteur ne peut jamais aboutir aux *abus de gestion* que nous avons signalés pour *la novation*.

15. — *Extinction de la créance par voie de confusion.*

Indiquons une espèce pour faciliter notre raisonnement :

Primus est décédé laissant un fils, *Secundus* ; *Prima*, sa veuve, a fait inscrire son hypothèque légale et est morte peu de temps après. Les deux successions de *Primus* et de *Prima* ont été recueillies exclusivement par *Secundus*, leur fils unique.

Ce dernier s'est marié et a eu de son union avec *Secunda*, un fils, *Tertius*, qui, peu de temps après sa naissance, a été héritier de son père *Secundus*, mort à la fleur de l'âge.

Secunda, mère du mineur *Tertius*, est sa tutrice légale.

De son vivant, *Secundus*, comme héritier de son père *Primus*, était débiteur des reprises de sa mère *Prima*, et, comme héritier de cette dernière, il était devenu créancier de ces mêmes reprises. Il avait donc réuni sur sa tête les deux qualités de créancier et de débiteur, et avait ainsi opéré la confusion prévue par l'art. 1300 du C. civ.

Cette même confusion, qui avait été produite sur la tête de *Secundus*, a été transmise, avec tous ses effets légaux, sur celle de son enfant mineur, *Tertius*.

Or, la créance des reprises de *Prima* étant éteinte par confusion, *comment faudra-t-il s'y prendre pour opérer la radition de l'inscription qui s'y référait ?*

Il y a d'abord un fait incontestable, c'est que cette créance des reprises est légalement éteinte.

Mais comment ce fait certain devra-t-il être constaté pour acquérir la véracité, la certitude juridique ?

Voici le seul et unique moyen que nous avons pu trouver :

S'il y a eu inventaire lors de l'ouverture des successions de *Primus* et de *Prima* et de celle de *Secundus,* leur fils, les qualités de tous ces derniers et de son fils mineur *Tertius* étant parfaitement constatées dans l'intitulé de ces deux inventaires, la tutrice *Secunda* devra joindre à l'extrait de l'intitulé de ces deux inventaires l'expédition d'un acte dans lequel elle requerra le conservateur de faire la radiation, attendu la confusion opérée sur la tête de *Secundus* des qualités de créancier et de débiteur et transmise avec ses effets sur celle de *Tertius.*

Au cas où il n'y aurait pas d'inventaire, on le remplacerait, par un acte de notoriété dressé dans la forme ordinaire, c'est-à-dire que deux personnes connues attesteraient, sur la réquisition du tuteur, que *Secundus* était bien l'unique héritier de *Primus* et de *Prima,* et que *Tertius* avait lui-même recueilli la totalité de la succession de son père *Secundus.* — Le même acte notarié pourrait contenir l'attestation des deux amis de l'orphelin et la réquisition de la tutrice.

Nous pensons que le dépôt des pièces sus-indiquées suffirait pour mettre à couvert la responsabilité du conservateur.

16. — *Quid, s'il y a eu acceptation de la succession sous bénéfice d'inventaire ?*

Indiquons une autre espèce, pour y appliquer notre raisonnement :

Primus est décédé laissant un fils mineur, *Secundus* ; *Prima,* sa veuve, a fait inscrire son hypothèque légale et est morte peu de temps après. Le conseil de famille a nommé à l'orphelin *Tertius* pour tuteur.

Secundus, mineur, comme héritier de son père, était débiteur des reprises de sa mère, et comme héritier de sa mère, il est devenu créancier de ces mêmes reprises.

Peut-on dire que le mineur Secundus a réuni sur sa tête les deux qua-

*lités de créancier et de débiteur et a ainsi opéré la confusion prévue par
l'art. 1300 du C. civ. ?*

La négative est incontestable :

« En effet, disons-nous avec M. Larombière (*des Obligations*, sur
» l'art. 1300, n° 6), pour que la confusion résulte de la transmission à
» titre successif, il faut que la succession ait été acceptée purement et
» simplement ; si elle n'avait été acceptée que sous bénéfice d'inventaire,
» il n'y aurait point de confusion, car le bénéfice d'inventaire a précisé-
» ment pour but et pour effet de l'empêcher (802 C. civ.). Le débiteur
» succédant au créancier, le créancier succédant au débiteur, ne réuni-
» ront donc sur leur tête les qualités de débiteur et de créancier qu'en se
» portant héritiers purs et simples. Et, si l'on suppose un tiers succédant
» à l'un ou à l'autre, il suffira, pour qu'il n'y ait point confusion, qu'il
» ait accepté sous bénéfice d'inventaire la succession du débiteur ou celle
» du créancier. »

Or, l'art. 461 du C. civ. porte que l'acceptation d'une succession échue
à un mineur ne peut avoir lieu que sous bénéfice d'inventaire.

Il est donc évident que, dans l'espèce, la confusion ne peut pas s'opérer.

17. — *Extinction de la créance par prescription.*

Raisonnons sur une espèce :

Secundus devait à *Primus*, par obligation en date du 31 janvier 1837,
la somme de 1,000 fr. stipulée exigible le 31 janvier 1838. La prescription
de cette créance a été acquise au bout de 30 ans, c'est-à-dire le 31 janvier 1868. Le créancier est décédé peu de temps après, le 15 février 1868,
et son fils *Tertius* a été placé sous la tutelle de *Quintus*.

Secundus, débiteur, veut exciper de la prescription trentenaire et demande
au tuteur la main-levée de l'inscription qu'il a requise ; ce dernier, dans
un acte passé devant M° X..., reconnaît, en effet, que la prescription étant
régulièrement acquise, la créance est éteinte, et par conséquent il donne
main-levée de l'inscription.

*Le conservateur doit-il opérer la radiation en vertu d'une main-levée
donnée dans de pareilles circonstances ?*

Nous inclinerions à penser que *le conservateur ne doit pas opérer cette
radiation.*

En effet, la prescription est une *exception* que le débiteur *Secundus* peut opposer en justice à l'exécution de l'obligation qu'il a consentie, et le juge ne peut l'octroyer à ce débiteur qu'autant qu'il en invoque formellement le bénéfice à son tribunal (art. 2223, C. civ.). Il nous semble exorbitant que le tuteur puisse dispenser un débiteur de mauvaise foi de ces *formalités protectrices* et prononcer au lieu et place du juge l'extinction de créance de son pupille ; une semblable déclaration, avec les effets qu'on y attacherait, nous paraît excéder les pouvoirs d'administration du tuteur, et nous ne pensons pas qu'elle puisse lier et engager le mineur.

18. — *Des autres causes d'extinction prévues par l'art. 1234 du Code civil.*

Les autres causes d'extinction d'obligation prévues par l'art. 1234 du C. civ. ne s'appliquent pas à la créance, parce que, d'abord, pour une créance, il ne peut y avoir *perte de la chose* ou *condition résolutoire*, et que, si l'engagement du débiteur est atteint par la *nullité de la rescision*, les tribunaux seuls sont appelés à la prononcer.

19. — *Hypothèque prise en garantie d'éviction. — Main-levée.*

Tertius, mari de *Tertia*, avait vendu à *Primus* un immeuble appartenant à sa femme ; il promet la ratification de cette dernière, et, pour assurer l'exécution de cet engagement, il hypothèque un domaine situé à Escurolles.

Primus étant décédé, son fils mineur *Secundus* lui succède, et le conseil de famille lui désigne pour tuteur *Quartus*.

Tertia ratifie l'acte d'aliénation de son immeuble, et le tuteur *Quartus*, déférant à la réquisition de *Tertius*, donne main-levée de l'inscription prise par *Primus*, qui n'a plus de raison d'être depuis la ratification de *Tertia*.

Le conservateur doit-il opérer la radiation de cette inscription ?

D'après UNE PREMIÈRE OPINION, *le tuteur aurait qualité pour donner main-levée.*

Boulanger, n° 212.

« Le mot paiement, dit cet honorable jurisconsulte, ne s'entend pas
» restrictivement de la numération de la somme due. Il suffit que la créance
» du mineur s'éteigne par l'un des moyens indiqués par l'art. 1234 du
» C. civ., pourvu que le mode de libération ne dépasse les limites de la
» capacité du tuteur. Par exemple, un mari vend aux mineurs un im-
» meuble de sa femme en leur promettant la ratification de celle-ci. Le
» tuteur requiert une inscription sur les biens du vendeur pour garantir
» ses pupilles des effets du recours possible de la femme ; mais cette der-
» nière, devenue veuve, ratifie le contrat d'acquisition. Il devient mani-
» feste que l'obligation subsidiaire de garantie pour laquelle l'inscrip-
» tion était prise n'existe plus, et le tuteur pourra dès lors consentir à la
» radiation, comme s'il recevait un remboursement ordinaire. »

D'après UNE SECONDE OPINION, *le tuteur ne pourrait pas donner main-levée
sans autorisation du conseil de famille homologuée par le tribunal.*
Baudot, n° 930.

« Si la radiation, dit l'estimable auteur, devait profiter aux mineurs et
» qu'elle résultât, par exemple, de la ratification qui serait donnée par
» une femme, devenue veuve, à un contrat de vente pour sûreté duquel
» il aurait été pris, au nom de ses mineurs, une inscription en garantie
» contre le mari, il semble que l'autorisation du tuteur soit suffisante. En
» effet, l'inscription en garantie n'avait eu lieu que pour éviter le recours
» de cette femme. Dès l'instant où, devenue veuve et libre d'exercer ses
» droits, elle ratifie l'acte de vente, elle libère les mineurs du droit de
» recours ; la radiation est dans leur intérêt. Toutefois, on ne pourrait
». contraindre le conservateur à l'opérer. En cas de refus, il faudrait de-
» mander au conseil de famille une autorisation homologuée par le tri-
» bunal. »

Quoique la solution indiquée par M. Baudot soit en contradiction complète avec l'argumentation qui la précède, la question nous paraît néanmoins fort délicate.

Voici, après mûr examen, notre opinion personnelle :

Le tuteur a qualité pour former en justice, sans autorisation du conseil
de famille, toutes les actions mobilières de son pupille ; or, l'action tendant
à obtenir de *Primus* ou la ratification de sa femme, ou le paiement de tous
dommages-intérêts, se résolvant en définitive en une somme d'argent, est
une *action mobilière*, conséquemment le tuteur a le droit de la former
en justice ou de l'éteindre amiablement en acceptant la ratification de
la femme.

Si, comme nous le supposons, la radiation hypothécaire a été subordonnée à la ratification de la femme, il va sans dire que le tuteur, jugé apte à obtenir cette ratification, doit avoir la capacité nécessaire pour formuler la renonciation à hypothèque ou main-levée qui en est la conséquence.

Par les considérations qui précèdent, nous croyons devoir nous ranger à l'opinion de M. Boulanger.

20. — *Inscription n'arrivant pas en rang utile, main-levée du tuteur.*

Le tuteur a-t-il qualité pour donner, sans autorisation du conseil de famille, main-levée d'une inscription, sans recevoir le paiement de la créance, lorsque l'hypothèque du pupille ne vient pas en rang utile ?

La *négative* nous paraît certaine, parce que, en tout état de cause, le tuteur n'a pas le droit de faire la remise d'un droit quelconque appartenant à son pupille.

Boulanger, n° 222 ; *Journal de l'Enregistrement*, art. 12,956, § 3.

« La nécessité de paiement comme cause de la main-levée, dit
» M. Boulanger, *loc. citat.*, ne saurait être suppléée par une attestation
» établissant l'inefficacité de l'hypothèque. Ainsi, si un notaire, commis
» pour procéder à la vente des immeubles d'un mineur contatait ensuite
» par un procès-verbal d'ordre amiable que l'hypothèque du pupille ne
» vient pas en rang utile, la main-levée de la tutrice motivée sur ces
» faits ne serait pas acceptable. C'est au conseil de famille qu'il appar-
» tient, dans cette circonstance, d'apprécier si la renonciation aux
» garanties de la créance est suffisamment justifiée, et la radiation
» ne peut avoir lieu que sur la représentation de son avis dûment homo-
» logué. »

21. — *Acquiescement à un jugement de radiation.*

Le tuteur asquiescerait-il valablement à un jugement qui ordonnerait la radiation d'une inscription, sans faire connaître que l'hypothèque s'est régulièrement éteinte par le paiement ou un acte équivalent ?

D'abord, qu'est-ce qu'un jugement relatif à une radiation d'inscription?

C'est, évidemment, un jugement rendu à l'occasion d'une action mobilière.

La question à résoudre revient donc à cette proposition :

Un tuteur peut-il acquiescer, sans autorisation du conseil de famille, à un jugement intéressant les droits mobiliers du pupille ?

Question gravement controversée, qui a donné naissance à trois systèmes différents :

1ᵉʳ Système. *Le tuteur peut acquiescer seul au jugement.*

Chardon, t. III, n° 485 ; Aubry et Rau, § 115, note 19.

Par argument *à contrario* de l'art. 464 du C. civ., le tuteur, dit-on, peut acquiescer seul à une demande relative aux droits mobiliers du mineur ; il serait donc bien étrange qu'il ne puisse pas acquiescer au jugement qui a déclaré cette demande fondée contre le mineur.

2ᵉ Système. *L'autorisation du conseil de famille est nécessaire.*

Pigeau, t. II, p. 563 ; Carré, t. II, p. 314 ; Boulanger, n° 223.

Pau, 9 mai 1834 et 20 déc. 1852 ; Toulouse, 29 déc. 1853.

Attendu, porte l'arrêt précité de la cour de Toulouse, que le tuteur a droit d'administrer les biens meubles et immeubles de son pupille, mais non pas celui de les aliéner ; que l'art. 424 du C. de proc. civ. ne fait courir les délais de l'appel contre le mineur que du jour où le jugement a été signifié tant au tuteur qu'au subrogé-tuteur ; que l'art. 481 du même Code l'admet à la requête civile, lorsqu'il n'a pas été défendu ou ne l'a pas été valablement ; que lorsque la loi a pris tant de précautions contre la négligence du tuteur, on ne peut pas admettre que celui-ci puisse, en signifiant un jugement sans protestation, priver le mineur de la faculté d'en appeler ; qu'une signification de cette nature, si elle était un acquiescement de la part du tuteur, serait sans force et sans valeur, car, tacite ou exprès, l'acquiescement serait une aliénation des biens du mineur, ou une véritable transaction que le tuteur ne peut faire sans l'accomplissement des formalités prescrites par la loi.

3ᵉ Système. *Le tuteur peut acquiescer avec l'assentiment du subrogé-tuteur.*

Delvincourt, t. I, p. 120, note 6 ; de Fréminville, t. II, n° 786 ; Demolombe, n° 685.

Nancy, 25 août 1837 ; Paris, 23 juillet 1840.

« Aux termes de l'art. 444 du Code de procédure, dit M. Demolombe, » *loc. citat.,* les délais d'appel ne courent contre le mineur non éman-

» cipé que du jour où le jugement a été signifié tant au tuteur qu'au
» subrogé-tuteur ; et cette disposition, qui appelle ainsi le subrogé-tuteur
» à l'appréciation du jugement, ne peut pas devenir illusoire par le fait
» du tuteur ;

» Or, précisément, elle deviendrait illusoire, si le tuteur pouvait donner
» au jugement un acquiescement précipité, irréfléchi, et peut-être frau-
» duleux ;

» Donc, le tuteur ne peut pas acquiescer sans le concours et l'adhésion
» du subrogé-tuteur. »

Examen critique de ces trois systèmes :

D'abord, nous repoussons le *second système*, qui exige l'autorisation du conseil de famille ; l'art. 464 du C. civ. n'astreignant le tuteur à user de cette autorisation que pour l'acquiescement concernant un procès sur des droits immobiliers, par argument *à contrario* il affranchit de cette formalité l'acquiescement qui n'aurait trait qu'à un jugement sur des droits mobiliers.

En outre, en assimilant un pareil acquiescement à une transaction, les partisans de ce système font une confusion manifeste entre deux actes juridiques, qui diffèrent essentiellement quant à leur nature et quant à leur objet ; car la transaction est évidemment autre chose que l'acquiescement et intervient dans un tout autre ordre de choses.

Il ne nous reste donc qu'à opter entre les deux autres systèmes, et la question nous paraît bien délicate.

D'une part, on observe que le système qui exige l'assentiment du subrogé-tuteur présente une grave inconséquence, en ce que le tuteur, autorisé à acquiescer *de plano* et avant jugement, à une demande mobilière dirigée contre le mineur, ne pourrait plus le faire après un jugement qui formerait cependant une puissante présomption en faveur de la légitimité de la demande.

D'autre part, on répond que la signification qui doit être faite au subrogé-tuteur, d'après l'art. 444 du Code de procédure, ne saurait être une formalité dérisoire ; conséquemment, ou le subrogé-tuteur a le droit direct et absolu de porter l'appel, et si on lui dénie ce droit avec la majorité de la doctrine et de la jurisprudence, il faut du moins admettre que le tuteur n'a pas, de son côté, le droit absolu d'asquiescer et de se désister, de manière à rendre complètement inutile le concours du subrogé-tuteur, qui pourrait, au contraire, obtenir du conseil de famille une délibération décidant qu'il y a lieu de porter l'appel du jugement.

4

Pour nous, après mûr examen, nous inclinerions à penser que *le tuteur peut acquiescer sans l'assentiment du subrogé-tuteur :*

D'abord, nous ne sommes pas effrayé en pensant que le tuteur aurait le droit absolu d'acquiescer ; car la loi lui accordant la faculté d'acquiescer à cette même demande avant tout jugement, nous considérons comme une véritable anomalie de restreindre ses pouvoirs après le prononcé du jugement.

En second lieu, le subrogé-tuteur ne jouant son rôle actif de contradicteur du tuteur que lorsque ce dernier a des intérêts opposés à ceux de son pupille, il y a lieu de penser que la signification prescrite par l'art. 444 du C. de procéd. n'a d'autre but que d'éveiller l'attention du subrogé-tuteur, afin qu'il *seconde* le tuteur dans ses démarches. Nous hésiterions donc à croire que l'article précité modifie d'une manière aussi radicale l'art. 464 du C. civ.

Néanmoins, dans l'état actuel de la jurisprudence, nous ne pourrions conseiller à un notaire d'actionner un conservateur, s'il n'opérait pas la radiation sur l'acte d'acquiescement isolé du tuteur ; jusqu'à ce que la Cour suprême ait statué sur cette question controversée, nous engageons les notaires à faire intervenir dans l'acte d'acquiescement le subrogé-tuteur et à faire approuver cet acquiescement par une délibération du conseil de famille.

22. — *Transaction par le tuteur. — Main-levée.*

Aux termes de l'art. 467 du Code civil, le tuteur n'est autorisé à transiger au nom du mineur qu'après y avoir été autorisé par le conseil de famille et avoir pris l'avis de trois avocats désignés par le procureur de la République.

Cette transaction est en outre soumise à l'homologation du tribunal de première instance, après avoir entendu le ministère public.

La loi ne faisant pas de distinction entre les actions mobilières et les actions immobilières, on en a conclu que la transaction, même sur une action mobilière et par conséquent sur une créance, était assujettie aux formalités que nous venons d'indiquer ; tel est l'avis unanime de la doctrine.

Marcadé, art. 467 ; Demolombe, n° 747 ; Zachariæ, Massé et Vergé, § 222, note 43 ; Aubry et Rau, § 113, note 26 ; Dalloz, v° *Minorité*, n° 557 ; Boulanger, n° 224 ; Ducaurroy, Bonnier et Roustain, t. 1er, n° 669.

Conséquemment, la main-levée qui serait consentie par le tuteur à la suite d'une transaction devrait être précédée : 1° de l'avis de trois avocats 2° de la délibération conforme du conseil de famille ; 3° de l'homologation du tribunal.

En outre, le jugement d'homologation étant susceptible d'appel, le conservateur pourrait exiger la production du certificat de non-opposition ni appel prescrit par l'art. 548 du Code de proc. civ.

Dalloz, v° *Minorité*, n° 562 ; Boulanger, n° 224.
Agen, 18 décembre 1856 ; Paris, 8 juillet 1859.
Contra. Ain, 3 février 1832.

23. — *Faillite. — Concordat.*

Quelles formalités doit remplir le tuteur pour renoncer à une partie du droit hypothécaire du mineur en vertu d'un concordat?

1ᵉʳ Système. *Le tuteur doit obtenir l'autorisation du conseil de famille homologuée par le tribunal, ainsi qu'il est prescrit pour les aliénations par les art. 457 et 458 du Code civil.*

Boulanger, n° 225.

« Le concordat en matière de faillite, dit cet estimable auteur, *loc.*
» *citat.*, est, à certains égards, une espèce de transaction par laquelle le
» créancier ou son ayant-cause abandonne une partie de sa dette à la
» condition de recevoir le surplus. Cependant, les points de similitude ne
» sont pas complets, et, s'il est vrai que cet acte comporte remise d'une
» portion de la créance, au moins faut-il reconnaître que c'est là un ré-
» sultat forcé que l'absence des mineurs n'arrêterait pas (516, Code de
» Com.). D'un autre côté, le concordat est entouré de formalités sollen-
» nelles qui garantissent le pupille d'une déchéance irréfléchie ; il nous
» semble donc que le tuteur n'aurait pas besoin, pour participer à cette
» opération et renoncer en conséquence à tout ou partie de l'hypothèque
» du mineur, de prendre l'avis des jurisconsultes désignés par l'art. 467 ;
» il lui suffirait de se faire autoriser, comme dans les cas ordinaires, par
» le conseil de famille et le tribunal. C'est ce qui paraît résulter d'un
» arrêt de la Cour de cassation, du 18 juillet 1845, qui semble laisser au
» tuteur le choix de suivre les formalités des art. 457 et 458, ou celles
» de l'art. 467.

« Attendu que si, en matière de faillite, les créances chirographaires
» des mineurs sont assujetties aux conséquences du concordat consenti
» ou non par eux, parce qu'il est obligatoire pour tous lorsqu'il a été ho-
» mologué, il n'en peut être ainsi à l'égard de leurs créances hypothé-
» caires, auxquelles le concordat ne peut porter atteinte, et au bénéfice
» desquelles aucune renonciation ne peut être faite par le tuteur, qui n'a
» pas capacité pour aliéner les biens et droits du mineur, ni pour consen-
» tir aucune transaction, sans l'observation des formalités prescrites par
» la loi ; attendu que la remise consentie par le tuteur n'a pas été auto-
» risée et sanctionnée suivant les formes prescrites, soit par les art. 457
» et 458 Code civil, soit par les art. 467 et 2045 du même Code ; qu'il y
» a donc lésion réelle. »

« Le *Dictionnaire du Notariat* (v° *Tutelle*, n° 262) pense même que le
» tuteur pourrait figurer au concordat et y faire des remises au débiteur
» sans autorisation aucune, comme les autres créanciers, lorsque l'obli-
» gation n'est ni hypothécaire, ni privilégiée. »

2° Système. *Le tuteur doit remplir toutes les formalités prescrites par
l'art. 467 du Code civil pour la transaction.*

C'est à ce système que nous croyons devoir nous ranger par les considérations suivantes :

Le concordat n'est ni un abandon gratuit, ni une simple remise de la
créance du pupille, puisque le débiteur lui verse un dividende ; mais ou
ne peut pas le considérer non plus comme une *aliénation*, car il est impossible de dire d'un débiteur qui paie une partie de sa propre créance
qu'*il l'acquiert et qu'il l'achète.*

Le concordat n'étant ni une remise intégrale de la créance, ni une aliénation, doit, à notre avis, être défini *une transaction par laquelle un créancier ou son ayant cause abandonne une partie de sa créance pour recevoir le
surplus.* Nous pensons donc qu'il y a lieu d'entourer ce contrat des forma
lités protectrices édictées par l'article 467 du Code civil pour la transaction. Du reste, l'arrêt de la Cour suprême, cité par l'honorable M. Boulanger, n'est pas contraire à notre manière de voir.

24. — *Le tuteur peut-il donner main-levée partielle ?*

Raisonnons sur une espèce.

Primus, mineur, est créancier de *Secundus* d'une somme de 10,000 fr.,
pour la garantie de laquelle ce dernier a hypothéqué l'immeuble A d'une
valeur de 5,000 fr., et l'immeuble B d'une valeur égale de 5,000 fr.

Le débiteur a payé à *Tertius*, tuteur de *Primus*, la moitié de sa créance, c'est-à-dire 5,000 fr.

La main-levée partielle peut être faite de deux manières :

1° En réduisant le chiffre de la créance hypothécaire de 10,000 fr. à 5,000 fr., somme restée due ;

2° En dégrevant un des immeubles A ou B, affectés à la garantie de la dette, de l'hypothèque de 5,000 fr. qui grève chacun d'eux.

La question à résoudre est donc celle-ci :

Le tuteur a-t-il capacité pour consentir les deux modes de main-levée partielle ?

25 A. — *Main-levée partielle par suite de réduction de la dette.*

Il y a lieu de faire ici une distinction :

D'abord, rappelons brièvement les principes, pour en faire à chaque mode de main-levée une saine application :

Nous avons vu, sous le n° 1 qui précède, que le tuteur n'a le droit de consentir la main-levée qu'autant qu'elle est la conséquence de la libération du débiteur. Si la libération est définitive, complète, la main-levée pourra être définitive, complète ; si, au contraire, la libération n'est que partielle, la main-levée ne sera également que partielle. L'hypothèque n'étant que l'accessoire de la créance, doit diminuer dans la même proportion que celle-ci, et si la dette est réduite à 5,000 fr., l'hypothèque doit subir la réduction à 5,000 fr.

Ces quelques explications suffisent, nous le pensons, pour démontrer que le tuteur a capacité pour consentir le premier mode de main-levée partielle, c'est-à-dire *la réduction de la dette hypothécaire et de l'inscription qui la constate à 5,000 fr.*

25 B. — *Main-levée partielle portant dégrèvement d'un des immeubles hypothéqués.*

Mais en est-il de même pour le second mode de main-levée partielle, *le dégrèvement d'un des immeubles hypothéqués ?*

Nous ne le pensons pas.

En effet, l'art. 2114 du Code civil porte :

« L'hypothèque est un droit réel sur les immeubles affectés à l'acquittement d'une obligation.

» Elle est, de sa nature, indivisible et subsiste en entier sur tous les immeubles affectés, sur chacun et sur chaque portion de ces immeubles.

» Elle les suit dans quelques mains qu'ils passent. »

Envisagée dans ses effets, l'hypothèque est donc *un droit réel et indivisible*. Ceci ressort des termes mêmes de la loi, du texte de l'article précité, qui, d'une part, exprime, au paragraphe premier, que l'hypothèque est *un droit réel* sur les immeubles affectés à l'acquittement d'une obligation, et qui, d'autre part, traduisant dans son paragraphe second, cette formule de Dumoulin si souvent reproduite : *Est tota in toto, et in qualibet parte*, dit que l'hypothèque subsiste *en entier* sur tous les immeubles affectés, *sur chacun et sur chaque portion de ces immeubles.*

Appliquant ces principes à l'espèce précitée, nous dirons :

Jusqu'au moment où le créancier aura reçu son paiement intégral, l'hypothèque subsistera entière et indivise sur tout et chaque partie des immeubles A et B, en sorte que pas une fraction, si minime qu'elle soit, ne pourra être distraite, sans que l'hypothèque suive cette fraction et y demeure attachée pour le tout ; mais si le chiffre de la créance est réduit à 5,000 fr., l'hypothèque subsistera également entière et indivisible, mais seulement jusqu'à concurrence de cette somme de 5,000 fr., sur tout et chaque partie des deux immeubles. Conséquemment, le reliquat de 5,000 f. est donc hypothéqué pour *sa totalité* sur l'immeuble A, pour *sa totalité* sur l'immeuble B, et si l'un de ces immeubles venait à être aliéné, l'acquéreur serait tenu de verser *l'intégralité de son prix* entre les mains du mineur ou de son représentant légal.

Or, si le tuteur donnait *main-levée partielle* sur l'immeuble A, il *renoncerait* au droit hypothécaire du mineur, qui, en quelque sorte, enveloppe et étreint chacun de ces immeubles ; en un mot, il *aliénerait un droit réel de son pupille*, ce qui excède évidemment les pouvoirs d'un simple administrateur.

26. — Quid, si un des immeubles hypothéqués a été aliéné ?

Supposons maintenant que *Quartus* ait acquis du débiteur *Primus* l'immeuble A au prix de 5,000 fr., et que ce dernier verse son prix de vente entre les mains du tuteur *Tertius*.

Ce dernier pourrait-il donner main-levée de l'hypothèque, en ce qu'elle grève l'immeuble A vendu à *Quartus?*

Nous venons de voir au n° qui précède, que la main-levée partielle sur un des immeubles affectés à la dette ne peut être valablement consentie par le tuteur seul, qu'elle constitue une aliénation de droit réel excédant les pouvoirs d'un simple administrateur.

Cette solution, dont l'exactitude ne peut être contestée par aucun juris-consulte, doit-elle changer, parce que l'immeuble à dégrever de l'hypo-thèque a été aliéné?

Le mineur peut se trouver dans *deux situations différentes,* que nous allons examiner :

1re SITUATION. *L'acquéreur n'a pas rempli les formalités de purge des hy-pothèques inscrites.*

Dans ce cas, si nous analysons les effets et les conséquences juridiques de la main-levée partielle, nous voyons que le tuteur, en la consentant avant les formalités de purge, a renoncé implicitement au droit de suren-chère qu'avait le mineur.

Or, *le tuteur a-t-il le droit de former une surenchère au nom de son pupille sans l'autorisation de son conseil de famille?*

D'après UNE PREMIÈRE OPINION, *la surenchère peut être faite par le tuteur seul.*

Pont, n° 1343.
Rouen, 6 janvier 1846; Bourges, 2 avril 1852; trib. Seine, 9 octobre 1862.

Attendu, porte le jugement précité du tribunal de la Seine, que le tuteur représente le mineur dans tous les actes de la vie civile, et qu'au-cune disposition de la loi ne s'oppose à ce qu'il fasse une acquisition im-mobilière au nom de celui-ci;

Attendu qu'aux termes de l'art. 464 du Code civil, il ne peut introduire en justice une action relative aux droits immobiliers du mineur sans l'autorisation du conseil de famille; mais qu'en disposant ainsi, la loi n'a entendu parler que des droits antérieurs à la demande du tuteur, droits que celui-ci pourrait compromettre par une instance inopportune et mal dirigée;

Que la surenchère autorisée par les art. 708, 709, 710, 975 et 973 du Code de procédure civile et permise à toute personne, ne suppose aucun droit immobilier préalable sur l'immeuble surenchéri et n'a d'autre ca-ractère que celui d'une soumission à acquérir le bien mis en vente, si elle n'est pas couverte par une autre enchère formée sur la première mise en adjudication;

Que si la surenchère doit contenir constitution d'avoué et être dénoncée dans les trois jours, avec avenir pour l'audience qui suivra l'expiration de la quinzaine, il ne faut pas confondre cette procédure, qui n'a d'autre remise que la surenchère elle-même et s'identifie avec l'action prévue par l'art. 464 du Code civil;

Que l'avenir exigé par l'art. 709 du Code de procédure civile n'a même pas pour but de faire statuer sur la validité de la surenchère, ce qui, d'ailleurs, ne changerait point le caractère de l'instance, mais seulement de faire indiquer le jour de la nouvelle adjudication, après l'accomplissement des formalités prescrites par les art. 696 et 697 dudit Code; et que, si, au nom de cette procédure, la surenchère est attaquée par l'adjudicataire, c'est lui qui se porte demandeur en nullité, introduisant lui seul une action à laquelle le mineur n'est que défendeur; .

Que, loin d'avoir besoin d'une autorisation pour défendre à une action, même immobilière, le tuteur est contraint d'ester en justice sur cette défense, puisque son inact'on équivaudrait à un désistement, et que ce désistement lui est interdit par le même art. 464, s'il n'y est autorisé par le conseil de famille;

Le tribunal, etc., etc.

D'après UNE SECONDE OPINION, à laquelle nous nous rangeons comme étant plus conforme aux principes généraux du droit, *le tuteur ne peut pas former de surenchère au nom de son pupille, sans y être autorisé* par son conseil de famille.

Dalloz, v° *Surenchères*, n° 65; Grenier, n° 459; Troplong, n° 953 *bis*; Demolombe, t. IV, n° 719; de Fréminville, t. Ier, n° 348; Aubry et Rau, t. II, p. 941; *Dict. du Not.*, v° *Surenchères*, n° 39; Chauveau sur Carré, quest. 2465; Petit, p. 453; Bioche, v° *Surenchères*, n° 29.

Riom, 6 déc. 1865.

Attendu, porte l'arrêt précité de la cour de Riom, que l'aliénation faite par le débiteur de l'immeuble affecté hypothécairement à la sûreté d'une créance, a pour effet de résoudre le caractère mobilier de cette créance en un droit immobilier, en une action réelle: *Quæ tendit ad immobile;*

Que la surenchère met cette action en mouvement sur le gage hypothécaire;

Que le surenchérisseur devient éventuellement acquéreur et propriétaire d'un gage, et qu'il demeure tel, si son enchère n'est pas couverte;

Attendu qu'on ne peut réputer mesure simplement conservatoire et d'administration un acte qui engage si gravement les intérêts du surenchérisseur et l'expose notamment à une poursuite de folle enchère, dans le cas où l'obligation contractée par lui ou en son nom dépasserait les forces de sa fortune;

Attendu que l'exercice du droit de surenchère étant et devant être considéré comme une action immobilière, cette action rentre dans l'ordre de celles que le tuteur ne peut introduire sans l'autorisation du conseil de famille.

Nous ne voulons pas incidemment traiter cette importante question, mais l'arrêt fortement motivé de la cour de Riom, que nous venons de reproduire, suffira pour porter la conviction dans tous les esprits.

Si nous admettons que le tuteur n'a pas qualité pour former une surenchère, par une conséquence rationnelle et logique, il faut reconnaître qu'il n'a pas capacité pour renoncer à la faire, soit d'une manière directe par une stipulation formelle, soit d'une manière indirecte par une main-levée partielle.

2ᵉ Situation. *L'acquéreur a rempli les formalités de purge hypothécaire.*

Si l'acquéreur a rempli les formalités de purge hypothécaire et est devenu propriétaire irrévocable de l'immeuble aliéné par l'expiration des délais légaux, la surenchère ne peut plus être formée, le prix a été fixé d'une manière définitive et doit être distribué entre les créanciers inscrits, soit dans un ordre consensuel devant notaire, soit dans un ordre amiable confié aux soins d'un juge-commissaire.

S'il y a ordre amiable, *dans la pratique*, le tuteur donne main-levée partielle sur l'immeuble aliéné, dont le prix est en distribution, et les conservateurs n'ont jamais refusé d'opérer la radiation.

Mais si un ordre consensuel est dressé devant notaire, nous pensons qu'il y a lieu de faire une *distinction*.

Le tuteur reçût-il *la totalité* du prix de vente, nous ne verrions aucun inconvénient à accueillir la validité de la main-levée partielle ; le prix de vente est irrévocablement fixé, l'acquéreur a rempli les formalités de purge et peut donc, à juste titre, exiger la disparition des charges hypothécaires. De plus, il n'existe pour le mineur aucune éventualité de préjudice, à quelque point de vue que l'on se place.

Mais si l'acheteur ne versait qu'une partie du prix au tuteur, nous *hésiterions* à appliquer la même doctrine.

Dans ce cas, en effet, le tuteur n'excède-t-il pas ses pouvoirs de simple administrateur, en reconnaissant à un tiers l'antériorité de son droit hypothécaire sur celui de son pupille, et ce dernier ne peut-il pas être lésé dans ses intérêts par cette reconnaissance ? Aussi inclinerions-nous à penser qu'en l'absence des garanties que procurent *l'ordre amiable* et *l'ordre judiciaire*, le consentement donné par le tuteur à ce qu'un autre créancier reçoive une partie du prix de vente constituerait, si non en fait, du moins en droit, *une sorte d'aliénation du droit hypothécaire du mineur*, acte absolument interdit à un simple administrateur.

Cette solution peut être considérée par certains esprits, comme un peu rigoureuse, mais elle nous paraît plus conforme aux principes généraux du droit sur la matière.

Des diverses considérations et explications qui précèdent, au point de vue de *la pratique*, nous concluons que l'acquéreur, dont l'intérêt évident est de dégrever l'immeuble qu'il a acquis, doit, pour atteindre ce but, exi-ger de son vendeur le paiement du reliquat de sa dette envers le mineur.

§ II. — Justifications a présenter au conservateur pour opérer ces radiations.

SOMMAIRE.

28. — *Principes généraux.*

D'après l'article 2157 du Code civil, le conservateur ne doit opérer la radiation d'une inscription qu'autant que celui qui a donné main-levée avait capacité pour la consentir ; or, pour s'assurer que la capacité réside dans une personne, il faut vérifier trois choses :

1° Si l'origine assignée à la créance est bien véridique et si la propriété en repose d'une manière certaine sur la tête de celui à qui on l'attribue ;

2° Si l'individu qui comparaît dans l'acte a bien le droit de prendre la qualité dans laquelle il prétend agir ;

3° Si cette qualité, examinée dans ses effets légaux, donne droit de consentir la main-levée.

Ainsi, pour ne parler que des tuteurs, puisque cette étude se restreint à la *main-levée donnée par le tuteur*, un conservateur doit examiner et s'assurer :

1° Si la créance garantie par l'inscription à radier est bien la propriété du mineur ;

2° Si celui qui prend la qualité de tuteur est réellement tuteur ;

3° Si cette qualité de tuteur donne, dans tous les cas, qualité pour consentir main-levée.

De ces trois conditions, une seule a été examinée, à savoir en quels cas le tuteur a qualité pour consentir main-levée ; pour les deux autres conditions, leur accomplissement ne peut être établi que par la justification de certains titres et documents.

29. — 1re Condition. *Etablissement de la propriété de la créance.*

Le mineur ne peut acquérir ordinairement qu'*à titre gratuit*, c'est-à-dire par *donation, legs* et *succession* ; ainsi que nous venons de l'expliquer, il faut qu'il justifie au conservateur d'une transmission régulière de la créance et lui dépose à cet effet une expédition du titre qui l'établit.

30. — A. *Donation entre-vifs.*

Si la créance a été donnée par acte entre-vifs, le conservateur a le droit d'exiger en dépôt à l'appui de la main-levée une expédition en forme de l'acte de donation et de l'acceptation faite pour le compte du mineur d'après les dispositions des art. 463 et 935 du Code civil.

Si l'acceptation avait eu lieu en vertu d'une délibération du conseil de famille, l'expédition de cette délibération devrait être jointe à la donation et à l'acceptation.

31. — B. *Legs universel, legs à titre universel et legs particulier.*

Que le mineur ait la propriété de la créance en vertu d'un legs universel, d'un legs à titre universel ou d'un legs particulier, dans les trois cas il faut représenter au conservateur une expédition en forme du testament.

Pour le *legs universel* et le *legs à titre universel*, la doctrine étant unanime à décider que le tuteur ne peut pas les accepter sans une autorisation du conseil de famille, nous pensons qu'il faudra ajouter à l'expédition du testament une copie en forme de l'avis des parents.

La même autorisation du conseil de famille est-elle nécessaire au tuteur pour accepter un legs particulier?

Il y a à cet égard une grande divergence dans la doctrine :

D'après UNE PREMIÈRE OPINION, *une autorisation est nécessaire même pour un legs mobilier.*

Zachariæ, § 221, note 22; Demante, t. II, 224 *bis*, II; Valette, p. 265, 266.

D'après UNE SECONDE OPINION, *le tuteur n'a pas besoin de l'autorisation du conseil de famille pour accepter un legs particulier.*

Duranton, t. III, n° 582.

Enfin, d'après UNE TROISIÈME OPINION, il faut faire *une distinction.*

Le tuteur peut accepter, sans autorisation du conseil de famille, un legs particulier fait sans charges, tandis que cette autorisation lui serait nécessaire pour accepter un legs particulier grevé de charges par le testateur.

Taulier, t. II, p. 70; Demolombe, n° 708; Massé et Vergé, § 221, note 32; Aubry et Rau, § 113, note 40.

« Si le legs est fait avec charges, disent MM. Massé et Vergé, *loc. citat.*,
» on doit l'assimiler à une donation et décider que le tuteur ne peut l'ac-
» cepter sans l'autorisation du conseil de famille ; s'il est sans charges, le
» tuteur, qui peut exercer seul les actions mobilières du mineur, a qua-
» lité pour l'accepter et en demander la délivrance, à moins, toutefois,
» que le legs ne fût immobilier, parce que le tuteur ne peut, sans autori-
» sation, exercer les actions immobilières du tuteur. »

De ces trois opinions, la dernière nous semble la plus conforme à l'esprit de la loi, qui n'exige ordinairement l'intervention du conseil de famille que dans les cas où le patrimoine du mineur peut subir une diminution ou dépréciation quelconque.

Néanmoins, la divergence de la doctrine sur cette question obligera les notaires à présenter au conservateur une expédition de l'autorisation du conseil de famille, même lorsqu'il ne s'agirait que d'un legs particulier.

32. — C. *Succession.*

Les droits d'un mineur à une succession s'établissent :

1° Par l'inventaire ou, à défaut d'inventaire, par un acte de notoriété dressé devant notaire, par lequel deux parents ou amis du mineur attestent qu'à leur connaissance ce dernier a recueilli à tel titre la succession du sieur X...;

2° Par le partage des valeurs dépendant de cette succession entre les divers ayants droit.

En outre, aux termes de l'article 461 du Code civil, l'acceptation de la succession doit toujours être précédée de l'autorisation du conseil de famille.

En conséquence, lorsqu'une créance a été transmise par succession au mineur, le tuteur devra déposer entre les mains du conservateur :

1° *Si le droit de pupille à la créance est exclusif*, un extrait littéral de l'inventaire, contenant simplement l'intitulé ou l'expédition de l'acte de notoriété qui doit en tenir lieu.

Et *si la créance a dû être partagée entre plusieurs*, l'extrait littéral de l'acte de partage contenant la copie de la stipulation qui en attribue au mineur la propriété exclusive;

2° Et, en outre, l'expédition de l'avis des parents autorisant l'acceptation de la succession.

33. — 2ᵉ CONDITION. *Justification des qualités prises.*

La loi distingue trois sortes de tutelles : la *tutelle dative*, la *tutelle légale* et la *tutelle légitime*. Il faut que celui qui, dans un acte de main-levée, prend la qualité de tuteur, justifie que cette qualité lui appartient réellement.

34. — A. *Tutelle dative.*

Le tuteur datif peut justifier qu'il a réellement cette qualité, en déposant au bureau une expédition de l'acte de tutelle, et c'est ce qui se pratique dans l'usage.

Boulanger, n° 253; *Journal des conservateurs*, art. 1078. Tribunal du Havre, 2 mars 1855.

35. — B. *Tutelle légitime et tutelle légale.*

La tutelle légale et la tutelle légitime ne sont pas déférées par le conseil de famille, mais par la loi elle-même; un père est tuteur de plein droit de ses enfants mineurs, une mère est aussi tutrice de plein droit, et, à leur défaut, l'ascendant est également de plein droit tuteur légitime de ses petits-enfants; cette qualité résulte donc de la loi seulement, et il n'existe aucun document, aucun acte qui en constate l'existence. Il n'est donc pas possible de remettre au conservateur un écrit quelconque qui puisse lui servir de justification, et, *dans la pratique*, ce fonctionnaire n'en exige pas.

Néanmoins, en ce qui concerne la mère tutrice, comme elle perd la tutelle en se remariant, si elle n'y est maintenue par le conseil de famille (art. 395 Code civ.), nous recommandons aux notaires d'indiquer dans la main-levée que pourrait donner une veuve, tutrice de ses enfants, de mentionner qu'elle est veuve, *sans être remariée*, de... Cette simple énonciation suffirait pour mettre à couvert la responsabilité du conservateur et démontrer au besoin sa bonne foi.

Si la mère tutrice était *veuve remariée*, il faudrait justifier d'une délibération du conseil de famille, qui l'ait maintenue dans la tutelle.

Genébrier, notaire.

(Extrait de la *Gazette des Clercs de notaire*.)

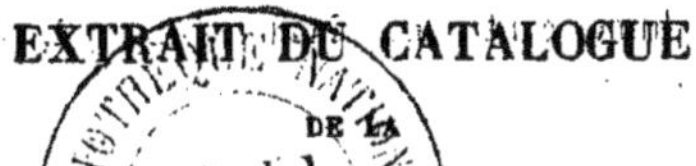

BENOIT, *Traité de la dot*, 1846; 2 volumes in-8, 10 fr.

— *Traité des biens paraphernaux*, 1846, in-8, 7 fr.

BERTIN, *Ordonnances sur requêtes et référés*, 1874, in-8, 8 fr.

BOILLON, Traité spécial sur les successions au point de vue fiscal, avec modèles et formules, 2e édition, revue et augmentée; 1 volume in-8, 1867, 2 fr.

BONNET, *Guide manuel du capitaliste*, ou comptes faits de l'escompte, tarifs des intérêts à tous les taux et pour tous les jours de l'année; 1 volume in-12 de 380 pages, 3 fr. 50

BRUNO, *Législation et jurisprudence du Notariat* résumées complètement jusqu'en 1873 inclusivement, en tablettes synoptiques, avec notes de doctrine, plan d'étude et bibliographie, formulaire des actes courants, 2e édition, suivie des Institutes de Justinien (extrait de la traduction de Hulot); 1 magnifique volume in-4, 1874; papier et impression de luxe; prix, cartonné: 12 fr.

Dans cette édition figurent en quatre tablettes tous les nouveaux droits d'enregistrement, 1871-72.

Cet ouvrage, qui offre aux notaires un aide-mémoire sûr et prompt à consulter, a surtout en vue d'aider aux commençants, de les guider, de leur rendre l'étude moins aride, plus attachante et, par cela même, plus fructueuse et moins longue.

C'est aussi pour les clercs aspirants, qui ont déjà appris, un moyen de complément, de récapitulation qui les préparera vite et aisément à un examen recommandable

— Tableau des âges pour les admissions et droits divers aux emplois civils ordinaires, dispenses, retraite, etc., *Rare.*

— *Tableau des* formalités spéciales et accessoires aux *ventes publiques mobilières*, à l'usage des officiers ayant concurremment pouvoir d'y procéder : commissaires - priseurs, notaires, huissiers, greffiers de paix; 1 feuille grand-aigle, 1 fr., cartonné, 1 fr. 20

— et CHÉRIÉ, *Tableau des nouveaux droits d'enregistrement*, cartonné, 1 fr. 50

CHAMPLY, *Traité de législation usuelle*,

droit privé, droit pénal; 1 volume in-18, 1869, 5 fr., cartonné, 6 fr.

CHOTTEAU, *Explication de la loi du 25 ventôse an XI*; 1 volume in-8, 8 fr.

CLERC (Ed.) *Traité général du Notariat et de l'Enregistrement*; 4 forts volumes in-8, 1861-63, 32 fr.

— Formulaire général et complet du notariat, suivi du Code des notaires expliqué et d'un traité de la responsabilité des notaires, 6e édition, 1872; 2 volumes grand in-8, 18 fr.

— Théorie du notariat, pour servir aux examens de capacité, 4e édition, 1875; 1 vol. grand in-8, 8 fr.

CLEYETTE, *Arbre généalogique* pour la supputation des degrés de parenté successibles, tableau grand format, 1 fr., cartonné, 1 fr. 20

— *Tableau* résumant tous les principes du droit sur la *dévolution des successions*, 1re *partie* : successions régulières; 2e *partie* : successions irrégulières; 3e *partie* : quotités disponibles, réserves, réductions; 1 feuille grand format, 1 fr., cartonné, 1 fr. 20

CLERCS DE NOTAIRES (Gazette des) *journal hebdomadaire* contenant 16 pages grand in-8. Droit, Notariat, Enregistrement, Annonces et demandes des offices et *des places de clercs*, 10 fr. par an, 5 fr. 50 pour six mois, 3 fr. pour trois mois.

Rédacteurs : A. Corpelle et Ch. Martin, *principaux clercs de notaires à Paris;* Directeur : Alfred Chérié, 13, rue de Médicis, Paris.

DEFRÉNOIS et VAVASSEUR, Traité pratique et formulaire général du notariat, 2e édition; 4 volumes grand in-8, 1873, 35 fr.

Tablettes des études, Revue de la jurisprudence en matière de droit notarial. Tomes 1 et 2, 1870 à 1873, 14 fr. Pris ensemble, 42 fr.

DE LAURENS, *Traité des successions et des donations* au point de vue du droit civil et de l'enregistrement; 2 volumes in-8, 1863, 9 fr.

DICTIONNAIRE DU NOTARIAT, par une Société de jurisconsultes et de notaires, 4e édition; 13 vol. in-8, 1856-64, 130 fr.

— Supplément au 11e volume, contenant des formules d'actes de sociétés, in-8, 1868,   2 fr. 50
—Table d'annotations du *Dictionnaire du Notariat*, 4e édit., 1869, in-8, 2 fr. 50

DURAND, Des offices considérés au point de vue des transactions privées et des intérêts de l'Etat, 1863, in-8,   6 fr.

DUTRUC, Traité du partage de succession et des opérations et formalités qui s'y rattachent, telles que les scellés, l'inventaire, la vente du mobilier, la licitation, le retrait successoral, 1855; 1 volume in-8,   8 fr.

ÉLOY, De la responsabilité des notaires, 2e tirage; 2 volumes in-8, 1873, 16 fr.

FLANDIN, De la Transcription en matière hypothécaire, ou Explication de la loi du 23 mars 1855 et des dispositions du Code Napoléon, relatives à la transcription des domaines et des substitutions; 2 volumes in-8, 1861,   16 fr.

FORMULAIRE-POCKET des actes des notaires, éd. de 1876 sous presse, in-18, 10 fr.

FORMULAIRE-PORTATIF de tous les actes des Notaires, 1863, 1 volume in-4, 5 fr.

GANTHIER, *Tableau des prescriptions* civiles et criminelles; 1 feuille grand format, 1 fr., cartonné,   1 fr. 20
— *Tableau de procédure* civile, commerciale et de police; 1 volume in-18, 1 fr. cartonné,   1 fr. 20
— Le guide du clerc de notaire; 1 volume in-8, broché,   2 fr. 50
— Traité de la purge des hypothèques légales; 1 volume in-8, broché, 1 fr.

GARNIER et MICHAUX, *Memento du notaire*; 1 volume in-12, 1872,   6 fr.

GAZETTE DES CLERCS DE NOTAIRES, Recueil hebdomadaire, V. *Clercs*, par an, 10 fr.

GINDRE DE MANCY, *Dictionnaire* portatif et *complet des communes* de France et des colonies, in-18 cartonné, 1874, 5 fr.

GRÉGOIRE, *Parenté et successions*, (Ascendants, famille, descendants et collatéraux d'après le Code Napoléon), Tableau; 1 feuille, grand-aigle (avec texte explicatif), colorié et cartonné,   2 fr.

HAREL DELANOÉ, Cours élémentaire de notariat, 1863; 2 volumes in-8, 12 fr.

HERVIEU, *Dictionnaire des priviléges et hypothèques*, 3e édition; 1 volume in-4, 1860-64,   12 fr.

HUREAUX, *Traité du droit de succession*, 1867-68; 5 forts volumes in-8, 35 fr.

JOURNAL des notaires et des avocats, Recueil mensuel faisant suite au Dictionnaire du notariat, Abonnement annuel,   15 fr.

LANDOUZY, *Traité pratique* et très-élémentaire *sur les priviléges et hypothèques*, par demandes et par réponses, suivi des modèles de toutes les inscriptions à prendre, etc., 7e édition mise par un supplément au courant jusqu'à ce jour, 1875; 1 volume in-12,   4 fr. 50

LANDOUZY, *Traité de la Responsabilité des conservateurs* d'hypothèques; 1 volume in-18, 1865,   4 fr. 50

LECOMTE, Code des priviléges sur meubles et immeubles, gage, etc., in-8, 1868,   *Rare*.

LEROUX DE BRETAGNE, Traité de la prescription en matière civile; 2 volumes in-8, 1869,   15 fr.

MADRE (DE), notaire à Paris, Formulaire pour inventaires, 2e édition; 1 volume in-4, 1861,   4 fr.
— Formulaire pour Contrats de mariage, 5e édition; 1 volume in-4, 1873, 6 fr.

MAILLAND, Le Notariat simplifié ou le vade-mecum des notaires; 1 volume in-18, 1868,   10 fr.

MICHAUX, Traité pratique des liquidations et partages de communauté, de succession et de société, avec un choix de formules entièrement nouvelles, 3e édition, mise au courant de la jurisprudence; 1 volume in-8, 1869,   8 fr.
— Traité pratique des Contrats de mariage et des actes qui en sont la conséquence, avec un grand choix de formules inédites; 1 volume in-8, 1869, 8 fr.

Orléans. — Imprimerie PAUL MASSON, place du Martroi et rue Sainte-Anne, 2.

9 782019 261528